Yasmine Ellouze

O essencial da anestesia pediátrica

Yasmine Ellouze

O essencial da anestesia pediátrica

ScienciaScripts

Imprint

Any brand names and product names mentioned in this book are subject to trademark, brand or patent protection and are trademarks or registered trademarks of their respective holders. The use of brand names, product names, common names, trade names, product descriptions etc. even without a particular marking in this work is in no way to be construed to mean that such names may be regarded as unrestricted in respect of trademark and brand protection legislation and could thus be used by anyone.

Cover image: www.ingimage.com

This book is a translation from the original published under ISBN 978-620-6-68858-7.

Publisher:
Sciencia Scripts
is a trademark of
Dodo Books Indian Ocean Ltd. and OmniScriptum S.R.L publishing group

120 High Road, East Finchley, London, N2 9ED, United Kingdom
Str. Armeneasca 28/1, office 1, Chisinau MD-2012, Republic of Moldova, Europe
Printed at: see last page
ISBN: 978-620-6-37841-9

O essencial da anestesia pediátrica

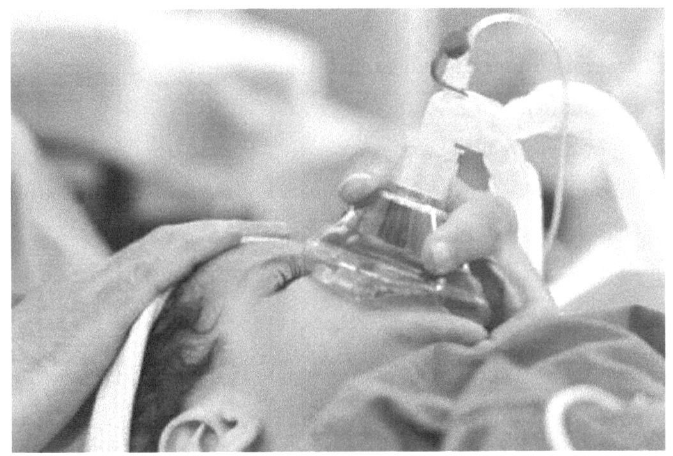

Autores : Dr. Yasmine Ellouze

Dr. Anouar Jarraya

ÍNDICE

Capítulo 1: Normas fisiológicas e definições

1-Definições :

1.recém-nascido = 0-28 dias

2. criança = idade < 1 ano

3 Recém-nascido de termo = nascido com mais de 37 semanas de amenorreia.

4. prematuro = termo < 37SA

5.pós-maduro = termo > 42 SA

6. Idade pós-concecional = termo + número de semanas de vida ectópica

2-Tamanho, peso e superfície da pele :

	nascido	1 ano	3 anos	5 anos	8 anos	adulto
Peso (kg)	3	10	15	18	25	70
Tamanho (cm)	48	75	95	110	130	175

Superfície da pele = (4x peso)+7/(90+peso)

3-Parâmetros respiratórios :

Idade	Recém-nascido	1-12 meses	1-6 anos	7-12 anos
Frequência respiratória	30 - 60	24 - 40	20 - 30	16 - 20

Volume corrente = 6 a 8 ml/kg

4-Parâmetros hemodinâmicos: PAS = 80 + (idade em anos x 2)

Idade (anos)	Frequência cardíaca (bpm)	PAS-PAD (mmHg)
Recém-nascido	140-180	60 - 35
< 1	120-150	90 - 65
1-2	110-130	95 - 65
2-5	105-120	100 - 60
5-12	90-110	110 - 60
>12	70-100	120 - 65

5-Hemostase :

	nascido	2 semanas	1 mês	2m	3m	6m	12m
Hemoglobina (g/100ml)	17 ±2,5	15,6 ±2,6	14,2 ±2,1	10,7 ±0,9	11,3 ±0,9	12,6 ±0,7	12,7 ±0,7
Hematócrito (0%)	56 ±9,5	46 ±7,3	43 ±5,7	31 ±2,6	33 ±3,3	36 ±2,5	37 ±2,0

Características específicas da coagulação em recém-nascidos: (exames de coagulação+++)

A hemostase primária está reduzida nos recém-nascidos (contagem de plaquetas e função plaquetária normais em D10)

-A atividade dos factores está reduzida (exceto o fator VIII e o FW)

-Existe uma deficiência de inibidores naturais da coagulação, como a Antitrombina III, a Proteína C e a Proteína S. Os seus níveis voltam aos níveis do adulto dentro de 3 a 6 meses.

-Existe um défice de fibrinólise nos bebés prematuros.

6-Biologia :

Leucócitos	6000 - 18000	/mm^3
Glóbulos vermelhos	3 - 4,3	10/mm^3
VGM	77 - 105	fl
TCMH	26 - 35	pg
CCMH	28 - 35	%
Inserções	150 000 - 400 000	/mm^3
Tempo de protrombina	70 - 100	%
Tempo de tromboplastina parcial activada (pré-termo 27-31SA)	80 - 168	sec
Tempo de tromboplastina parcial activada (pré-termo31-36SA)	27 - 79	sec
Tempo de tromboplastina parcial activada (recém-nascido)	28-59	sec
Tempo de tromboplastina parcial activada (3 meses)	28-50	sec
Tempo de tromboplastina parcial	28-51	sec

activada (6 meses)		
Tempo de tromboplastina parcial activada (>6 meses)	28-41	sec
Sódio	136-146	mmol/l
Potássio	3,2-5,0	mmol/l
Bicarbonatos	18-27	mmol/l
Cloro	98-106	mmol/l
Ureia	1,6-8,3	mmol/ l
Creatinina infantil	9-32	µmol/l
Creatinina em adultos	45-97	µmol/l
Proteína	48-80	g/l
Glicose	3,9-5,8	mmol/l
Orifício aniónico	7-17	
PRC	0-5	

1-Cardíaco :

O débito cardíaco é altamente dependente da frequência cardíaca em crianças pequenas. Qualquer bradicardia é acompanhada por uma redução do débito cardíaco.

- É preferível administrar atropina antes da intubação traqueal nos recém-nascidos.

Devido à **imaturidade do miocárdio, os** efeitos inotrópicos negativos dos agentes anestésicos halogenados são maiores nos recém-nascidos do que nos bebés e crianças mais velhas.

- O aumento dos efeitos inotrópicos negativos do halogéneo requer titulação.

Específico do recém-nascido: os três shunts (forame oval, canal arterial e canal arterial) fecham-se progressivamente à nascença por diversos mecanismos.

Em situações específicas que favorecem a vasoconstrição pulmonar (hipóxia, hipovolemia, hipotermia, sépsis), podem reabrir e restabelecer a circulação fetal.

→circulo vicioso da vasoconstrição pulmonar →hipóxia →vasoconstrição pulmonar.

A ingestão de fluidos e electrólitos deve ser quantificada durante o período intra-operatório.

2-Respiratório :

- **O aumento do rácio ventilação alveolar/CRF** leva a um aumento da taxa de absorção de agentes anestésicos e explica o rápido início da hipoxemia em crianças pequenas em caso de ventilação inadequada.

Os halogéneos reduzem o tónus dos músculos intercostais e genioglosso, levando a uma respiração parodoxa e à obstrução das vias aéreas superiores durante a indução anestésica.

- **A imaturidade do controlo da ventilação** explica o risco acrescido de apneia pós-operatória nos antigos bebés prematuros e obriga a uma vigilância apertada durante, pelo menos, as primeiras 12 horas de pós-operatório.

A respiração é exclusivamente nasal até aos 3 meses de idade.

A traqueia é curta (4-5 cm)→ risco de extubação/sem hiperextensão da cabeça.

*A introdução de um SNG reduz o trato respiratório do recém-nascido em 50%.

*Deve ter-se cuidado com tubos de intubação grandes em recém-nascidos (risco de estenose subglótica).

<u>3-Renal</u> :

A imaturidade renal (maturidade às 4 ou 6 semanas de idade) significa que os medicamentos eliminados pelos rins nos recém-nascidos devem ser cuidadosamente adaptados.

A diurese normal em recém-nascidos e bebés prematuros é de 1 a 3 ml/kg/h (poder de concentração alterado).

A importância relativa do sector extracelular nos lactentes explica o aumento do volume de distribuição dos fármacos que aí se distribuem.

Quanto mais nova for a criança, maior deve ser a ingestão básica de água por hora (regra 4-2-1).

Quadro: volume de sangue circulante

Idade	Prematuro	Recém-nascido	Bebé	Criança
Volume de sangue (ml/kg)	95	90-85	80	70-75

<u>4-Dores :</u>

As condições necessárias para a integração cortical da informação nociceptiva estão presentes desde o início do terceiro trimestre de gestação. Todos os bebés, mesmo os prematuros, devem receber analgesia adequada.

Favorecer ALR

Evitar a morfina (PM+++)

<u>5-Termoregulação :</u>

A área da superfície corporal / massa corporal é ↑ → ↑ perda de calor

A hipotermia resulta em :

-reabertura dos shunts direita-esquerda (se o forame oval ainda estiver aberto e o canal arterial permeável).

-favorecer a ligação do oxigénio à hemoglobina

-aumento da viscosidade do sangue

-frequência respiratória reduzida

-redução da frequência cardíaca, do débito cardíaco e da contratilidade do miocárdio.

-Atraso no despertar+++

A monitorização da temperatura é essencial na anestesia pediátrica

Capítulo 3: Necessidades de água

Podem ser calculados através de dois métodos:

1. O método da superfície da pele :

A ingestão normal de água é de cerca de 2 litros/m^2 /dia.

Uma restrição hídrica corresponde a 1 litro/m /dia.^{2}

As perdas por hiper-hidratação correspondem a 2,5-3 litros/m^2 /dia ou mais

2. Métodos de Holliday e Segar (1957): para o período pós-operatório.

(a) Peso < 10kg = 100ml/kg/d

(b) Peso entre 10 e 20 kg = 1000ml + 50ml/kg/d por quilo acima de 10kg

(c) Peso > 20kg = 1000 + 500 + 20 ml/kg/d por quilo acima de 20kg

3. Ambos os métodos conduzem à prescrição horária das necessidades de fluidos, comummente conhecida como a "regra 4-2-1":

(a) De 0 a 10kg = 4ml/kg/h

(b) De 10 a 20 kg = 40 ml + 2 ml/kg/h por kg >10 kg

(c) Peso > 20kg = 60ml + 1ml/kg/h por kg > 20kg

Ingestão de líquidos no intra-operatório

1-Intervenção < 1h

25ml/kg se a idade for < 3 anos, caso contrário 15ml/kg durante 1 hora

Reduzir em 50% se a pausa para hidratação for de 2h

2-Intervenção >1h

- Compensação do tempo de jejum: (fórmula 4-2-1*número de horas de jejum) a gastar ½ durante 1 hora e ½ durante as 2 horas seguintes.

- Cálculo das necessidades básicas de água intra-operatória

- Perdas cirúrgicas :

- Procedimento menor: 2ml/kg/h

- Procedimento intermédio: 4-6 ml/kg/h

- Procedimento principal: 6-10ml/kg/h

NB: adicionar 1ml/kg/h se a temperatura for >37°C

A/-Sevoflurano

É atualmente o agente ideal para a indução anestésica em pediatria.

Os efeitos depressores hemodinâmicos são muito menores do que os do halotano.

Não administrar doses muito elevadas de sevoflurano rapidamente e durante um longo período de tempo, dado o risco de convulsões subclínicas, risco de hipotensão (RVS↓): titulação+++.

MAC: varia consoante a idade

A 60% de N2O, a concentração alveolar mínima de desflurano é de 7,5% antes da idade de doze meses e de 6,4% entre um e cinco anos.

Idade	Halotano	Isoflurano	Desflurano	Sevofurano
0-1 meses	0,87	1,60	9,16	3,3
1-6 meses	1,20	1,87	9,42	3,2
6-12 meses	0,97	1,80	9,92	2,5
3-5 anos	0,91	1,60	8,62	2,5
Jovem adulto	0,75	1,15	6,00	2,0

Avaliação da indução de acordo com as fases de Guedel :

- Fase 1: relaxamento - resposta a qualquer estímulo verbal - reflexo palpebral+.
- Fase 2: excitação, midríase - movimentos oculares - hiperreactividade reflexa - hipertensão arterial.
- Fase 3: anestesia e analgesia completas - perturbação dos reflexos laringofaríngeos
- Fase 4: paralisia respiratória - hipertensão - midríase areactiva

Ao acordar, o paciente apresenta os mesmos estágios em ordem inversa à da indução.

B/-Hipnóticos IV :

1.tiopental: 10mg/ml

-a dose de tiopental a injetar na indução é inversamente proporcional à idade (↑ volume de distribuição)

-Efeito prolongado devido à baixa massa muscular.

2. propofol: 10mg/ml

MA para idade < 1 mês

Aumento da dose de indução em bebés

Ação antiemética

3. cetamina

Hipnótico e anti-hiperalgésico

Pode ser utilizado para anestesiar doentes hipovolémicos, doentes com um estado cardiovascular precário e vítimas de queimaduras.

Manutenção da ventilação espontânea e da pressão arterial.

Hipersecreção salivar (≠atropina).

4.etomidato

A semi-vida é mais curta nas crianças do que nos adultos. Pode ser utilizada como injeção única para anestesiar doentes hipovolémicos ou em estado de choque.

Não em recém-nascidos++.

5.benzodiazepinas

Pré-medicação (midazolam 0,5mg/kg intra-rectal e 0,5mg/kg por via oral) ou sedação (0,1mg/kg IV renovável) como parte da redução da intussusceção intestinal aguda em radiologia.

Agente	0-28 dias	1-12 mês	1-6 Anos	>6 anos
Tiopental	3-5	7-10	6-8	6-8
Propofol	3-5	4-6	3-5	3-4
Cetamina	1-2	2-3	2-3	2
Etomidato	-	0,3	0,3	0,3

C/Morfínicos

- As meias-vidas são muito elevadas nos recém-nascidos e nos bebés prematuros devido à imaturidade hepática.
- **1.fentanil :**
- Permite a manutenção de uma boa hemodinâmica durante a anestesia de recém-nascidos ou crianças pequenas.
- A dose é de 2 a 4µ/kg na indução.
- As reinjecções são feitas a uma dose de 2µ/kg.
- **2.sufentanil :**
- É cinco vezes mais potente do que o fentanil
- Meia-vida contextual curta
- A dose de indução é de 0,3µg/kg para intubação.
- As reinjecções são de 0,2 a 0,3µg/kg e a perfusão contínua de 0,5 a 1µg/kg/h.
- **3.alfentanil :**
- O volume de distribuição do alfentanilo é menor nas crianças.
- Curta duração de ação

- A dose de intubação é de 10 a 20µg/kg.
- **Remifentanil :**
- É metabolizado por esterases plasmáticas não específicas
- A sua duração de ação é muito curta e é independente da idade e da duração da administração.
- A dose de manutenção varia entre 0,1 e 0,25µg/kg/min
- É imperativo antecipar a analgesia

-A succinilcolina é utilizada para anestesia total do estômago ou para aliviar o laringoespasmo.

A dose é de 2mg/kg para recém-nascidos e bebés, e de 1,5mg/kg para crianças com mais de 1 ano de idade. É aconselhável administrar atropina antes de utilizar succinilcolina.

As fasciculações raramente ocorrem antes dos 4 a 6 anos de idade.

Dosagem de curares não despolarizantes em crianças (mg/kg)

	Dose de intubação	Atraso do bloco (min)	Dose de intubação após 60 segundos
Atracúrio	0,5	1,5	0,6
Cisatracúrio	0,1	2	0,2
Vecurânio	0,1	1,3	0,4
Rocurónio	0,6	2	1,2
Mivacúrio	0,2	1,5	0,3

-Halogénios que potenciam a ação dos curares.

Apresentação e diluição

	Apresentação	<= 3kg	< 10kg	➢ 10 kg ➢
Tiopental	FL500mg	5mg/ml	1% (10mg/ml)	2,5% (25mg/ml)
Propofol	200mg/20ml	Sem diluição		
Etomidato	20mg/10ml		2mg/ml	
Cetamina	250mg/5ml	2mg/ml	2mg/ml	5mg/ml
Midazolam	5mg/5ml		1mg/ml	1mg/ml
Atracrium	50mg/50ml	0,5mg/ml	1mg/ml	5mg/ml
cisatracrium	10mg/5ml	0,2mg/ml	0,5mg/ml	1mg/ml
suxametónio	100mg/2ml	2mg/ml	5mg/ml	10mg/ml
Fentanil	100µg/2ml	0,5µg/ml	1µg/ml	10µg/ml
Sufentanilo	250µg/ml	0,1µg/ml	0,5µg/ml	1µg/ml
Alfentanilo	1000µg/2ml	5µg/ml	50µg/ml	100µg/ml
Remifentanilo		25µg/ml		50µg/ml
Atropina		25h/ml	50µg/ml	100µg/ml
Adrenalina		20µg/ml	20µg/ml	20µg/ml
noradrenalina		20µg/ml	20µg/ml	20µg/ml

1-Equipamento de ventilação :

<u>Máscara facial</u>: o tamanho da máscara deve ser adaptado ao tamanho e à forma do rosto da criança.

<u>Os filtros antibacterianos</u> devem ser substituídos após a operação

<u>Válvulas de ventilação</u>: válvula Digby-Leigh/Ambu

<u>Cânula de Guedel</u>

Tamanho (n.º)	000	00	0	1	2	3	4
Largura (cm)	3,5	4,5	5,5	6,5	7,5	9	10
Cor	Transparente	Azul	Preto	Blanche	Verde	Laranja	Vermelho
Peso (kg)	<2	2,5 à 3	3 à 10	10 à 20	20 à 30	>30	>50

<u>Os balões</u> devem ser adaptados ao volume corrente da criança para evitar a hiperpressão.

<u>Lâminas de intubação</u> :

<u>Lâminas Miller (n°00 e 4)</u>: as lâminas n°0,1 são utilizadas principalmente em pediatria, desde o nascimento até aos 3 meses. A intubação retromolar é muito fácil com esta lâmina. Deve ser introduzida no meio da superfície superior da língua e progredir diretamente para a epiglote, que por vezes tem de ser "mudada".

<u>Lâminas curvas Macintosh (1 a 5)</u>: também podem ser utilizadas desde o nascimento

<u>Sondas de intubação</u> :

Ao escolher uma sonda de intubação, é aconselhável prever meios tamanhos maiores e menores do que o tamanho teórico.

Idade	Tamanho	Marcador (lábio)	Marcador (nariz)	Distância carina da glote (cm)
Prematuro	2,5-3.0	8		3
0-6 meses	3.0	9-10	9-10	4
6-18 meses	3.5	11-12	12-14	4.2-4.8
2 anos	4.0	13		5
4 anos	4.5	14-14.5		5.4
6 anos	5.0	15-16		5.7
8 anos	5.5	18-20		6
10 anos	6.5	20		6.6

-Uma sonda armada é utilizada para anestesia em posição prona.

<u>Máscaras laríngeas / I-Gel</u>

As mesmas indicações e contra-indicações que para os adultos

Peso (kg)	Número ML	Volume máximo de insuflação (ml)
<6.5	1	5
6.5-12	1.5	7
12-20	2	10
20-30	2.5	15
30-70	3	20
>70	4	30

2-Modos respiratório e ventilatório :

"Recommendations for paediatric anaesthesia structures and equipment" publicado pelo SFAR2000)

Utilizamos um respirador Drager Prims, que é testado quando a sala abre.

O tamanho e a conformidade das mangueiras do circuito devem ser adaptados à idade e ao peso para reduzir ao máximo o volume compressível (mangueiras pequenas para pesos inferiores a 10 kg).

O circuito de ventilação com baixo fluxo de gás fresco pode ser utilizado em crianças com peso superior a 5 kg, tendo em conta que os baixos fluxos de gás fresco (normalmente 1 litro/min) requerem medidores de fluxo de precisão, que o espaço morto aumenta com a saturação de cal sodada e que a capnografia perde a sua fiabilidade para frequências elevadas (mais de 30 c/min) na maioria dos capnógrafos.

As particularidades da ventilação pediátrica

1-O crescimento e a maturação dos pulmões continuam até aos dois anos de idade. As particularidades atenuam-se progressivamente e desaparecem aos 8 anos.

A adesão a 2 tórax é elevada.

3-o volume corrente é de 5 a 7 ml/kg

O espaço morto 4 representa um terço do volume atual

5- As necessidades de oxigénio são elevadas e a ventilação por minuto é importante (150 ml/kg/min).

6 - o rácio VA/CRF é elevado e explica o rápido início da dessaturação.

Os dois modos de insuflação são de volume e pressão controlados, com riscos conhecidos: barotrauma para o primeiro e hipoventilação para o segundo, podendo ser introduzida pressão positiva.

<u>3-Equipamento de perfusão :</u>

1-Via venosa periférica

-Betadine®, clorexidina alcoólica e álcool a 70% estão contra-indicados em bebés prematuros e recém-nascidos.

-Escolher um cateter adequado.

Medidor	Cor	Diâmetro interno/externo	Caudal (ml/min)
26	Violeta	0.550-0.649	13
24	Amarelo	0.650-0.749	15-18
22	Azul	0.750-0.949	24-25
20	Rosa	0.950-1.149	50
18	Verde	1.150-1.349	100
16	Cinzento	1.550-1.849	175

2-Venosa central :

- é efectuada sob controlo de ultra-sons+++.

- Necessidade de um teste de hemostase

- Um VVC tunelizado (broviac) é inserido pelos cirurgiões na presença da equipa de anestesia.

- Controlo radiológico obrigatório

- O cateter venoso umbilical é muito útil nos recém-nascidos. Os cateteres têm 20 ou 40 centímetros de comprimento, 3,5 Fr e são de um ou dois canais. Um cateter venoso umbilical pode ser mantido no local durante 14 dias. Existe um risco significativo de cavernoma portal se o cateter não passar pelo ducto de Arantius.

3- Via intra-óssea: não disponível no nosso hospital.

Solução de enchimento :

- B66, Glucose Ringer's

- 2 ampolas de G30% num frasco de 500 ml de Ringer

4-Equipamento de monitorização per-operatória (sistemático para cada doente)

ECG, pressão arterial não invasiva, SpO2 (artéria radial adaptada/oposta), temperatura, capnógrafo, monitorização por halogéneo, curarímetro.

1-Equipamento de ventilação :

a/Novo circuito de respiração, pequeno diâmetro

b/ Tabuleiro de intubação

- Lâminas 0 e 1 da fresa

- Lâminas Macintosh 1

- Punho pequeno do laringoscópio

- Gudel 000 (branco) e 00 (azul)

- Pinça Magill

- Estetoscópio

- Seringa de 5 ml para insuflação do balão

- Sondas de intubação oral: 2,5 sem manga, 3 e 3,5 com manga

- Emplastros

- Fitas esterilizadas

- Gel lacrimogéneo artificial

- Ventolin spray

c/Outros equipamentos :

- Máscaras faciais 0 e 1

- Filtro neonatal ou microvento

- Depósito de oxigénio de 0,8 a 1,2 litros

- Válvula de David

- Válvula Digby-Leigh

- Solução salina (frasco de 250 ml)

d/Sonda de succção

- CH 06,08 e 10

- CH 04 se IOT por sonda 2.5

e/Ajuste dos parâmetros de ventilação :

- Modo de ventilação com controlo de pressão

- Pressão 16+4

- FR = 30/min
- Relação I/E = ½
- Alarmes de OpO2 = 95

2. monitorização hemodinâmica

- Eléctrodos de cardioscópio
- Carrinho neonatal: DASH 5000 e mangas de tensão arterial adequadas
- Fornecer SpO2 adicional por Nellcor

3 Evitar a perda de calor :

- Certificar-se de que a sala de operações está aquecida
- Aquecedor de ar forçado
- Capa "Unibody
- Lençol quente
- Lâmpada de aquecimento
- Sonda térmica e cabos
- Chapéu de jersey

4.equipamento de infusão :

a.Bandeja de infusão :

- Cateteres 24G e 22G
- Obturadores 24G e 22G
- Duas linhas venosas periféricas
- Fixação cuidadosa Fitas esterilizadas, Tegaderms, compressas pré-cortadas, fitas auto-fixantes
- Seringa de 5 ml de soro fisiológico
- Torniquete de tamanho correto

b.Planear uma possível recarga

- Bomba de seringa eléctrica

- Seringas de 60 ml cheias com B66
- Cabos de extensão de pequeno calibre (1 metro)
- Válvulas de três vias
- Cabo de extensão de pequeno calibre (30 cm)

5 Prevenir o risco de hemorragia

- Tubagem de sangue
- Válvula de três vias
- Seringa Luer-lock de 20 ml / Hemocue próximo
- Medidor de sangue (sem seringa) para 8/10 kg.

6- Preparação para a transferência para os cuidados intensivos

- Voltar a ligar a incubadora logo que a criança esteja na mesa de operações
- Lâmpada de aquecimento
- Âmbito de transporte (Dash5000)
- Garrafa de oxigénio com mangueira de ligação
- Saco Ambu auto-enchimento de tamanho adequado
- Balão + válvula Digby-Leigh ou David + máscara
- Algemas
- Medicamentos anestésicos e de emergência
- Transferência por anestesista e neonatologista

7- bandeja de anestesia local :

Deve conter :

- Um frasco de Bupivacaína 0,5%.
- Um frasco de NaCL a 0,9%
- Um campo esterilizado
- Seringa de 10 ml ou 20 ml

-   Um catlon 20G (cor-de-rosa)

-   Compressas esterilizadas

-   Um frasco de betadine

O tabuleiro de anestesia geral deve estar sempre por perto

Capítulo 7: Situações do quotidiano

1- Consulta anestésica :

*Na presença de, pelo menos, dois pais. As informações devem ser dadas de forma clara

*Investigação (através de perguntas aos pais e ao ambiente de cuidados de saúde) sobre os antecedentes médicos e cirúrgicos da criança, bem como sobre os antecedentes familiares

*O tipo de alimentação deve ser especificado.

*São efectuados exames de peso, cardiovasculares, pulmonares, dentários e orais (hipertrofia das amígdalas), cutâneos e nutricionais.

*Procurar sinais de intubação difícil

-a **classificação de Mallampati não está validada em pediatria**

-**os critérios preditivos de intubação difícil são :**

***Dismorfia facial**

***Distância tirochin :**

    i.<15mm (recém-nascido)

    ii.<25mm (lactente)

    iii.<35mm (em crianças com menos de 10 anos)

***a abertura da boca da criança é inferior a três dedos de largura**

***Se existe ou não ressonar noturno associado à SAS**

*Pesquisa de patologia da coagulação

*Exames complementares: em função do exame clínico, nada é sistemático

*informação para pacientes e pais+++.

2- Intubação difícil :

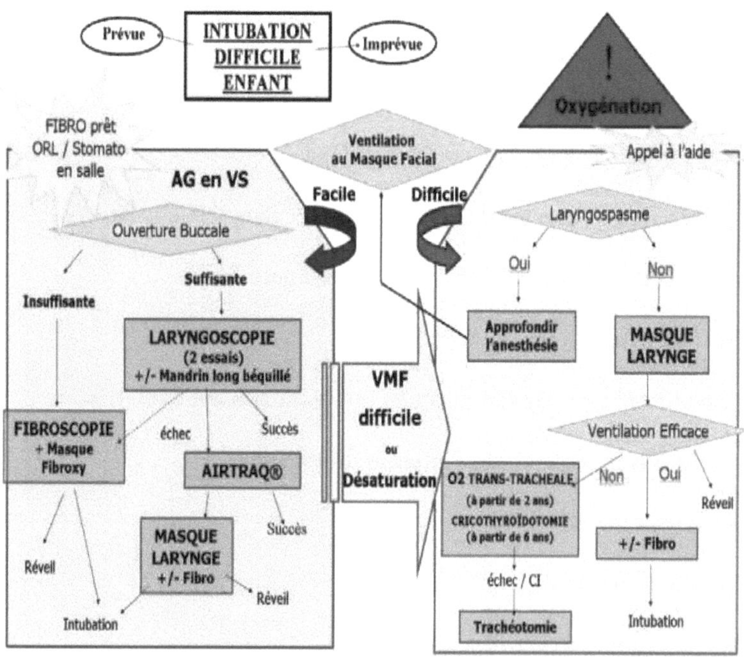

3-Visita pré-anestésica pediátrica

- Na manhã da operação (antes das 8 horas)

- Procurar um incidente intercorrente (por exemplo, infeção ORL ou broncopulmonar)

- Com base no exame clínico, consulta do processo anestésico, auscultação cardiopulmonar, medição da temperatura)

- Explicar os riscos associados à anestesia se o doente tiver de ser recusado

4- Quando objetar?

- Febre superior a 38

- Envolvimento das vias aéreas superiores, sibilantes, especialmente se a criança tiver menos de um ano de idade e necessitar de intubação

- A infeção pulmonar pode ser adiada durante quatro a seis semanas

- As constipações e a nasofaringite podem ser adiadas por uma a duas semanas.

  NB: É preferível esperar três semanas entre uma vacinação com vírus vivos atenuados (sarampo, papeira, rubéola) e uma anestesia, e uma semana com uma vacina acelular ou de vírus mortos.

5- Regras para os jovens doentes em fase pré-operatória :

- Líquidos transparentes: 2 horas

- Leite materno: 4 horas

- Leite de fórmula

- Crianças com menos de três meses: 4 horas

- Crianças com mais de três meses: 6 horas

- Leite de vaca: 6 horas

- Refeição ligeira: 6 horas

- Refeição rica em gordura: 8 horas

A anestesia em ambulatório tem enormes vantagens, como a procura por parte das famílias e a redução das infecções hospitalares.

O princípio de saber quais os doentes que podem beneficiar de uma anestesia em regime de ambulatório foi anulado pelo princípio **de que qualquer doente que não necessite de um acompanhamento rigoroso é um doente em regime de ambulatório.**

Os limites estão ligados ao terreno (prematuridade, história de morte por anestesia na família, etc.) e ao ambiente (distância do domicílio, condições de alojamento, compreensão dos pais).

A anestesia em ambulatório requer um local dedicado, uma **consulta pré-anestésica**, uma equipa motivada e um médico coordenador.

A visita pré-anestésica é um elemento importante para o bom desenrolar do dia.

A anestesia requer **fármacos com cinética curta**

A anestesia loco-regional é preferida porque permite que a morfina seja poupada. Infelizmente, isto pode levar a uma monitorização pós-operatória prolongada ou a vómitos significativos.

A relutância da família, os incidentes anestésicos, a dor mal controlada, os vómitos graves e as sequelas cirúrgicas complicadas são contra-indicações para a alta precoce em ambulatório.

Etiologia :

A hipóxia é a principal causa de paragem cardíaca pediátrica (80% dos casos)

Ocorre em casos de síndrome de morte súbita do lactente, apneia central, hipoventilação, obstrução das vias aéreas (inalação de corpos estranhos, epiglotite, bronquiolite, laringoespasmo, asma aguda grave, etc.) ou dificuldades de acesso às vias aéreas.

Existem também **causas cardíacas** (miocardite, cardiomiopatia, descompensação de doença cardíaca congénita, tamponamento, perturbações do ritmo, embolia pulmonar).

Devem ser consideradas causas **metabólicas** (hipo-hipercalemia, hipoglicemia, hipotermia, acidose metabólica, intoxicação, etc.) e causas **neurológicas** (hipertensão intracraniana, hematoma subdural, hematoma extradural, etc.).

Diagnóstico clínico :

A combinação de apneia e cianose é suficiente

Os pulsos umeral e femoral são procurados em recém-nascidos e lactentes.

Ação imediata:

5 insuflações manuais da máscara com O2 puro

Se a apneia persistir, iniciar a massagem cardíaca e entubar a criança

Reanimação cardiopulmonar: 15 compressões para 1 insuflação (30/2 se o socorrista estiver sozinho).

Garantir o controlo da EVA + +++ controlar a eficácia da massagem cardíaca

O algoritmo de gestão dos distúrbios do ritmo ventricular, fibrilhação ventricular ou taquicardia, inclui choques eléctricos combinados com reanimação cardiopulmonar, semelhante ao utilizado em adultos.

Medicamentos a utilizar em RTA :

- **Adrenalina :**

Indicações: assistolia, dissociação

Dosagem: 10µg/kg IV e 100µg/kg intra-traqueal (bólus, repetido de 3 em 3 minutos).

- **Bicarbonato 42% :**

Indicações: acidose metabólica, hipercalemia

Dosagem: 1mmol/kg = 2ml/kg

- **Gluconato de cálcio :**

Indicações: hipercaliemia, hipocalcemia

Dosagem: 0,6 ml/kg

- **Atropina :**

Indicações: bradicardia, BAV

Dosagem : 20µg/kg

- **Amiodarona :**

TV ou FV após falha do EEC

Dosagem: 5mg/kg

- **Choque elétrico externo 4J/kg para crianças >1 ano de idade**

Capítulo 10: Choque anafilático

Sinais clínicos :

- <u>Grau 1</u>: eritema ou urticária generalizados, edema da face ou das mucosas

- <u>Grau 2</u>: Grau 1 + náuseas, dispneia, taquicardia, hipotensão (PAS >30%)↓

- <u>Grau 3</u>: grau 1 + broncoespasmo, cianose, taquicardia, bradicardia, perturbações do ritmo, hipotensão (↓PAS >50%)

- <u>Grau 4</u>: paragem respiratória e circulatória

<u>Tratamento</u> :

- Pedir ajuda

- Interromper a administração do produto suspeito

- Controlo de O2 puro e VAS

- VVP e preparação da seringa de adrenalina*.

Adrenalina :

- **Grau 1 e 2 = sem adrenalina**

  Grau 3: adrenalina em bolus 0,5 a 1μg/kg até restabelecer a PAS normal

- **Grau 4: tratamento ACR (10μg/kg e depois retransmissão IVSE 0,05 a 0,1μg/kg/min)**

  Enchimento vascular :

  10 a 30 ml/kg de cristaloides ou 10 ml/kg de coloides (sem gelatina)

  Se associado a broncospasmo: Salbutamol: aerossol ou IVSE 0,5 a 5μg/kg/min

Capítulo 11: Hipertermia maligna

A hipertermia maligna (MHT) resulta do hipercatabolismo paroxístico dos músculos estriados devido à libertação explosiva de Ca++. É desencadeada por medicamentos halogenados e pela celocurina.

Os doentes com HTM têm miopatia subclínica.

Diagnóstico:

1. Hipercapnia
2. Rigidez muscular, espasmo masseterino
3. Hipertermia
4. Rabdomilólise (mioblobinémia, mioglobinúria, hipercaliémia)
5. Taquicardia

Tratamento :

*Pedir ajuda (5 pessoas), controlar a temperatura e parar a cirurgia

*Interromper a administração de medicamentos halogenados ou succinilcolina

*Colocar O2 puro e hiperventilar

*Substituir todo o circuito ou retirar os evaporadores e purgar o circuito.

*Injetar dantrolene (Dantrium® 2,5 a 3mg/kg e aumentar 1mg/kg (máx. 10mg/kg) até os sinais clínicos desaparecerem (1 frasco = 20mg de dantrolene (Dantrium®) + 3g de Manitol® diluídos em 60ml de água para injeção ou WFI).

*Bicarbonato 14%: 5 a 10ml/kg

*Arrefecer o doente, irrigar com fluido fisiológico gelado IV 15ml/kg x 3

*As arritmias respondem normalmente ao tratamento da acidose e da hipercaliemia.

Caso contrário, ao escolher antiarrítmicos, os bloqueadores dos canais de cálcio são preferíveis.

*Análises sanguíneas: gasometria, calemia, mioglobinúria, enzimas musculares (CK, Aldolase, LDH, transaminases), mioglobinemia, mioglobinúria, hemostase.

*Se hipercalemia grave: gluconato de cálcio 0,6 ml/kg

Capítulo 12: Algoritmos de tomada de decisão para inalação perioperatória (SFAR)

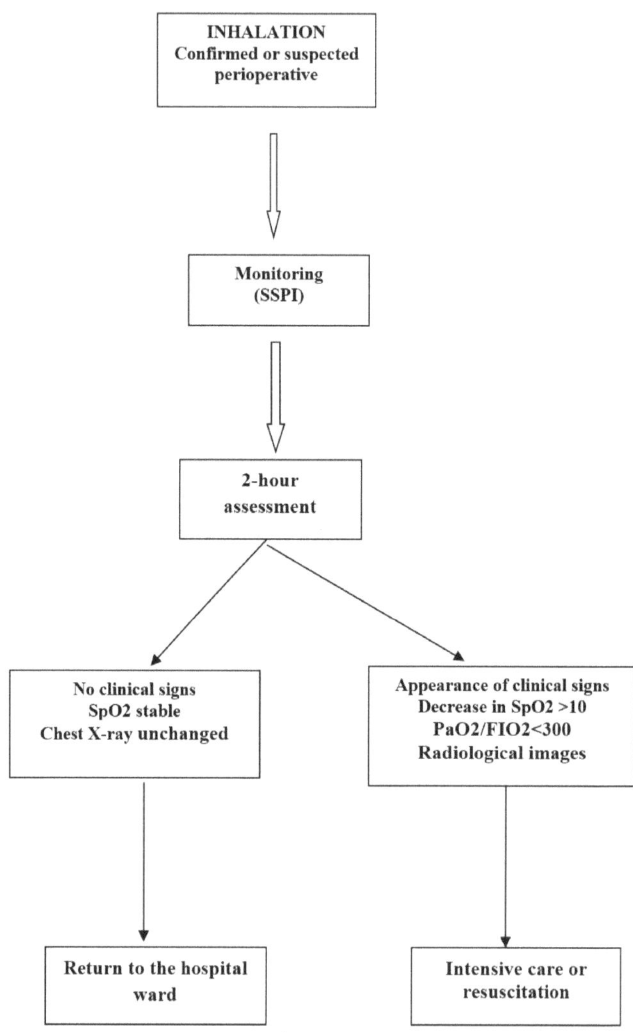

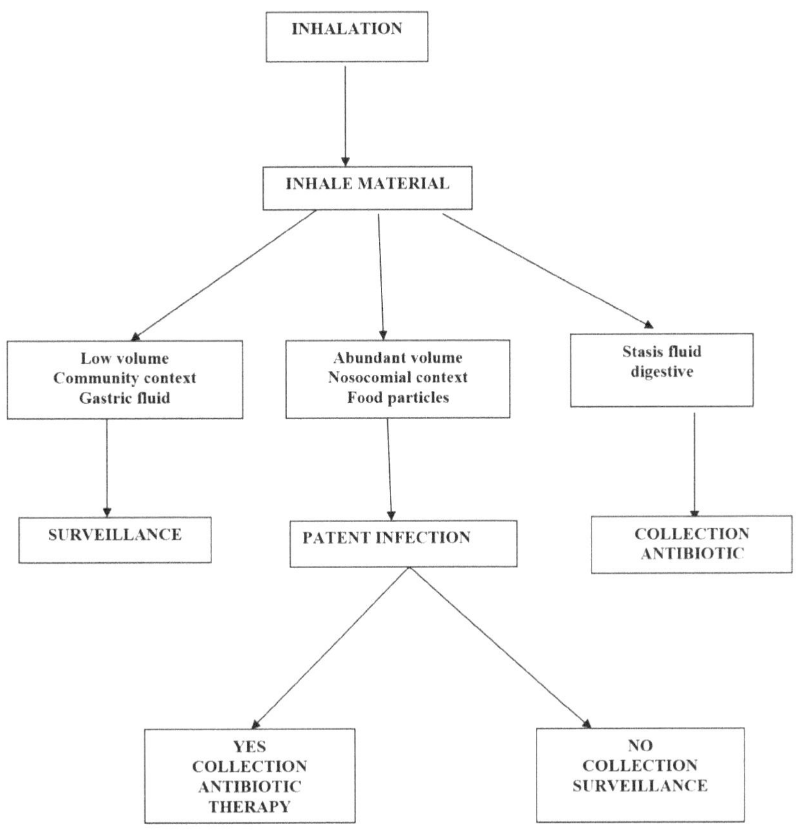

INHALATION
INHALE MATERIAL
Low volume
Community context
Gastric fluid
Abundant volume
Nosocomial context
Food particles
Stasis fluid
digestive
SURVEILLANCE
PATENT INFECTION
COLLECTION
ANTIBIOTIC
YES
COLLECTION
ANTIBIOTIC
THERAPY
NO
COLLECTION
SURVEILLANCE

1. Choque hemorrágico :

A queda da pressão arterial é um sinal tardio de hipovolémia numa criança acordada. A primeira linha de tratamento é a convencional: restabelecer o volume sanguíneo e a capacidade de transporte de oxigénio. Sob anestesia, os mecanismos de regulação da pressão arterial são inibidos de forma dependente da dose.

Na hemorragia aguda, a resposta do ritmo cardíaco é atrasada

A pressão arterial é um parâmetro essencial para monitorizar indiretamente o volume de sangue efetivo.

Em caso de hemorragia aguda, recomenda-se a monitorização contínua da PA. As variações respiratórias da PAS são um indicador interessante para avaliar o volume intravascular e, por conseguinte, para monitorizar a eficácia do enchimento.

2. Transfusão de eritrócitos :

Um nível de hemoglobina de 7g/dl nos adultos permite transportar a mesma quantidade de oxigénio que 10,3g/dl nos recém-nascidos e 5,7g/dl nos lactentes.

O limite inferior de hemoglobina em crianças não foi validado.

Nos lactentes, na ausência de patologia cardiopulmonar grave, são aceites níveis de 10g/dl (em caso de cirurgia de grande porte) e 8g/dl (em caso de anemia sintomática).

Nas crianças e adolescentes, a transfusão pode ser efectuada em caso de hemorragia (25% do volume total de sangue), em caso de Hb < 8g/dl no período peri-operatório ou em caso de anemia sintomática.

Perda de sangue inferior a % da massa sanguínea total :

- Tensão arterial normal

- O ritmo cardíaco aumentou de para

- %

- Sem alteração no tempo de recoloração da pele

Perda de sangue de 20 a 25% da massa sanguínea total:

- FC > 150bpm

- Diminuição da amplitude do pulso

- Taquipneia > 35-40 min

- Tempo de retoque da pele mais longo

- Hipotensão ortostática > 0-15 mmHg

- Baixar a tensão arterial

- Débito urinário > 1ml/kg/h

Perda de sangue de 30 a 35% da massa sanguínea total:

- Todos os sinais acima presentes

- Sonolência, vómitos, suores, agitação

- Débito urinário < 1ml/kg

Perda de sangue superior a 50% da massa sanguínea total

- Pulso não palpável

- Obnubilação

Determinação do volume a transfundir (em ml de concentrado de glóbulos vermelhos): quantidade a transfundir: 4 ml/kg de concentrado de glóbulos vermelhos aumentam o nível de hemoglobina em 1 g/dl.

- Crianças < 6 meses

    = leucodepletados e fenotipados +/- irradiados

    = em bebés prematuros ou recém-nascidos ou em doentes imunocomprometidos: CMV-negativo

    = preferir a transfusão por O negativo não perigoso

- Crianças > 6 meses :

    = grupo iso, iso rhesus

As mesmas regras de segurança transfusional aplicam-se às crianças e aos adultos

2.Transfusão de FFP :

Indicação: hemorragia e anomalias profundas da hemostase

- TP < 40%
- Fg < 1g/l
- Rácio TCA > 1,5 -1,8

Dose a administrar: 10 a 15 ml/kg. Grupo PFC iso rhesus obrigatório+++.

3 - transfusão de plaquetas :

A contagem de plaquetas que requer uma transfusão de concentrados de plaquetas varia entre 20.000/mm3 (situação estável), 50.000/mm3 (se for necessário um procedimento invasivo) ou 100.000/mm3 (se houver hemorragia em recém-nascidos e bebés).

Dose a administrar: 0,1 a 0,3 unidades de plaquetas/kg de peso.

Capítulo 14: Laringoespasmo

Definição:

O laringoespasmo é a contração reflexa dos músculos intrínsecos da laringe, levando ao encerramento das cordas vocais e das estruturas supraglóticas.

Causas:

- Manobras intra-orais durante uma anestesia demasiado ligeira
- Infecções das vias respiratórias superiores (indução e recuperação)
- Secreções abundantes (indução e despertar)
- Indução infeliz com uma lâmpada de halogéneo
- Intubação ou colocação de uma máscara laríngea durante uma anestesia insuficientemente profunda
- Estimulação de uma zona reflexogénica durante uma anestesia demasiado ligeira (dilatação anal)
- Regurgitação do conteúdo gástrico e esofágico (indução e recuperação)

Tratamento:

1. Laringoespasmo incompleto :
   Interromper a estimulação (+/- aspirar secreções)
- Administrar oxigénio por máscara facial, combinado com pressão positiva para reduzir o colapso dinâmico das estruturas supraglóticas.
- Aprofundar a anestesia (se ocorrer laringoespasmo durante a indução)
2. Laringoespasmo incompleto (silêncio auscultatório) :
- Interromper a estimulação
- Administrar oxigénio por máscara facial, deslocando a mandíbula tanto quanto possível para desobstruir as estruturas supraglóticas,

evitando ao mesmo tempo uma pressão positiva elevada, que teria o efeito negativo de agravar a obstrução.

- Se a linha venosa estiver no sítio :
- Anestesia intravenosa profunda (propofol 2mg/kg)
- E/ou administração de atropina e succinilcolina (1,5mg/kg)
- E/ou intubação
- Se a linha venosa não estiver no sítio :
- Succinilcolina 4mg/kg por via intramuscular
- Intubação (difícil se a glote estiver fechada)
- Traqueotomia como último recurso

Capítulo 15: Receitas úteis

- Terapia antibiótica curativa

Antibiótico	Dosagem	Número de ingestões por dia
Clamoxil	100 a 200mg/kg/d	3 à 6
Augmentin	100mg/kg/d	3 à 4
Claforan	100 a 200mg/kg/d	3
Recefina	50mg/kg/d	1
Flagyl	30mg/kg/d	3
Tazocilina	225mg/kg/d	3
Vanco	45 a 60mg/kg/d	3 à 4
Genta	3mg/kg/d	1 à 3
Ciflox	20mg/kg/d	2
Amiklin	15mg/kg/d	1
Tienam	60mg/kg/d	3 à 4

- Anticonvulsivantes

Anticonvulsivantes	Comentários sobre a posologia	Comentários
Diazepam VALIUM®	0,5 mg/kg, não	Tratamento de

2ml = 10mg	excedendo 10 mg (ou 5 mg se a idade for inferior a 5 anos)	primeira linha
Fenitoína DILANTIN® 5ml = 250mg Fosfenitoína PRODILANTIN® 10ml = 750mg	Dose de carga 15-20mg/kg IVL Dose de manutenção no H12 <1 ano: 5mg/kg/8h >1 ano: 5mg/kg/12h	Tratamento de segunda linha
Fenobarbital GARDENAL® 2ml = 40mg 4ml = 250mg	Dose de carga 15-20mg/kg Dose de manutenção 3-5mg/kg/24h	Tratamento de segunda linha
Clonazepam RIVOTRIL® 1ml = 1mg	Dose de carga 0,1mg/kg Dose de manutenção 0,1-0,4 mg/kg/d por perfusão contínua	Tratamento de segunda linha
Pentobarbital THIOPENTAL®	Dose de carga de 10 a 20mg/kg Dose de manutenção de 1 a	Tratamento de última linha, efeito hemodinâmico

	10mg/kg/hora	significativo

- **Analgésicos não-morfina :**

Paracetamol	**60mg/kg/d** **Se a idade for inferior a** **10 dias = 30mg/kg/d**	**4 doses, IV ou oral**
Efferalgan suppo	**50,150,300mg**	
AINES **Nifluril suppo400mg**	**20mg/kg/d** **Idade >6 meses+++**	**1 tomada**

- Co-analgésicos

Spasfon **1 ampola de 4ml**		
	40mg	**0,5mg/kg/6h IV**
Supositório	**150mg**	**6mg/kg/d (4 doses)**
Tablet	**80mg**	**6mg/kg/d (4 doses)**
Debricol		

Suspensão bebível Idade > 3 anos	4,8mg/ml	5mg/kg/d (3 doses)

- Analgesia com morfina

Efferalgan codeína	30 mg de codeína 500 mg de paracetamol	Idade < 3 anos 60mg/kg/d (4 doses)
Nubain (nalbufina)	1amp = 20mg	0,2mg/kg/6h 1mg/kg/24h IVSE
Tramadol Contramal	Ampola 100mg	1 a 2mg/kg/12h IDADE <3 anos+++
Morfina	1amp = 10mg	IV : 10µg/kg titulação 20µg/kg/h IVSE S/C: evitar

NB: a utilização de morfina é da responsabilidade do prescritor e requer uma monitorização adequada (ver capítulo sobre a dor).

Adrenalina	Intra brônquico: 30µg/kg DIV: 10µg/kg IVSE: 0,025 a 1µg/kg/min Subcutânea: 10 a 15µg/kg
Noradrenalina	0,01 a 1g/kg/min
Dopamina	Infusão: 2,5 a 15 µg/kg/min Diluição = peso*3 em 50ml 1ml/h = 1µg/kg/min
Dobutamina	Infusão: 5 a 15 µg/kg/min Diluição = peso*3 em 50ml 1ml/h = 1µg/kg/min
Efedrina	Bolus IV: 0,1 a 0,2mg/kg

- Anti-hipertensores

Loxen	Dose de carga (bólus): 50µg/kg Infusão: 0,5 a 4µg/kg/min
Lasilix	IVD: 1mg/kg

- Aerossóis (nebulização)

Ventolin	0,03ml/kg + 4ml de soro fisiológico + 6L O2/min Dose pediátrica entre 0,3 ml e 1 ml de Ventoline
Bricanil	0.10,2 mg/kg por nebulização. (volume4ml)
Atrovent (anticolinérgico)	0,25 mg por nebulização, ou seja, uma dose unitária de 1 ml diluída em soro fisiológico para obter um volume de 4 ml
Pulmicort (corticoide)	0,25 mg a 1 mg por nebulização

Capítulo 16: HBPM em crianças

A profilaxia da trombose venosa profunda é efectuada em crianças púberes que apresentam os factores de risco pós-operatórios clássicos (gesso nos membros inferiores, repouso prolongado no leito, cirurgia carcinológica, tabagismo, etc.).

É realizada em crianças pré-púberes com factores de risco congénitos (deficiência de proteína C, proteína S e antitrombina III) e factores de risco associados à cirurgia acima referida.

Todas as cirurgias em crianças pré-púberes sem factores de risco não requerem profilaxia da trombose venosa profunda.

É discutido em crianças com cateteres centrais.

Protocolo:

Enoxaparina: 20mg = 2000IU = 0,2ml

1injecção / dia a partir de H6 pós-operatório após acordo do cirurgião

Via = injeção subcutânea

É solicitado um hemograma antes do início do tratamento, seguido de 1 hemograma por semana.

Capítulo 17: NVPO: náuseas e vómitos pós-operatórios

Factores de risco :

***FDR ligado à terra**

- Idade >3 anos

- História de NVPO

- Doenças de viagem

- Sexo feminino após a puberdade

***FDR relacionado com a cirurgia**

- Estrabismo

- Tonsilectomia

- Cirurgia do ouvido médio

- Cirurgia digestiva

Meios terapêuticos :

- Dexametasona: 15µg/kg antes do início da operação

- Droperidol (Droleptan)IV: pré-operatório 20 a 50 µg/kg

- Ondansetron (Zophren) IV: 0,1mg/kg X 3/dia. Para cuidados pós-operatórios

- Droleptan PCA = 2,5 mg para uma seringa PCA de 50 ml com 1 mg/ml de morfina

Capítulo 18: Avaliação da dor em pediatria

Existem várias escalas de avaliação em pediatria. Estas devem ser adaptadas à idade da criança:

- **Para os recém-nascidos e bebés pequenos < 9 meses**, utilizamos a escala comportamental EDIN (Escala de Dor e Desconforto para Neonatos) (Anexo 1).

- **Para os bebés**, propomos a pontuação CHEOPS (Anexo 2).

- **Para as crianças**, utilizamos a autoavaliação com :

<u>Escala verbal analógica com régua vertical :</u>

Para o efeito, utiliza-se uma régua adequada. Necessita de :

- Apresentá-lo na vertical

- Definir as extremidades da tira

- Certifique-se de que compreende

- Avaliar

- Registar resultados

- Aplicar o tratamento

- Reavaliar para verificar a eficácia do tratamento

   Os limiares para decidir sobre o tratamento diferem de uma criança para outra

   De acordo com os resultados do EVA :

   *entre 10 e 30: dor ligeira

*entre 30 e 50: dor de intensidade moderada

*entre 50 e 70 anos: dores intensas

*Mais de 70 anos: dor muito intensa

O objetivo é reduzir a intensidade da dor para menos de 30

<u>A escala verbal simples :</u>

Esta escada pode ser utilizada a partir dos 4 anos de idade. Para os mais pequenos, é importante saber utilizar a

 palavras adequadas como "um pouco, um meio, muito", utilizando gestos para apoiar as suas palavras.

 Nas crianças em idade escolar, podemos utilizar as expressões: "sem dor, um pouco, médio, muito, muito forte".

Em crianças mais velhas e adolescentes, isto pode ser alargado a : "sem dor, dor ligeira, dor moderada, dor forte, dor grave".

<u>A escala numérica simples :</u>

É utilizado a partir dos 8 a 10 anos de idade.

Em primeiro lugar, é necessário definir :

-0 = sem dor

-10 = a maior dor possível

<u>A escala facial :</u>

 As caras mostram o quanto pode doer. Perguntar à criança qual a cara que não dói, qual a que dói mais e qual a que dói muito. Pede-se à criança que aponte para a face que lhe corresponde. As pontuações são 0, 2, 4, 6, 8 e 10.

Deve também estar ciente de que existem armadilhas na avaliação da dor:

1. A dor intensa pode "congelar" a criança

2. As crianças com dores crónicas têm dificuldade em determinar o seu nível atual (anemia falciforme, osteogénese imperfeita, etc.).

3. as crianças com doenças graves (cancro, etc.) podem minimizar a sua dor para não preocupar a família ou para não voltarem ao hospital.

4. A criança pode não ter compreendido o instrumento de avaliação.

CHEOPS SCALE: Escala de dor do Hospital Pediátrico de Ontário Oriental
Desenvolvido e validado para avaliar a dor pós-operatória em crianças de 1 a 7 anos ou a dor associada ao tratamento
(pontuação de 4 (normal) a 13 (máximo), limiar de tratamento 8

DIA														
TEMPO														
PLEURS														
1: não chorar														
2: gemer ou chorar														
3: gritos agudos ou berros														
FACE														
0 : sorriso														
1: rosto calmo e neutro														
2: careta														
QUEIXAS VERBAIS														
0: fala sobre as coisas sem se queixar														
1: não fala, ou queixa-se, mas não tem dores														
2: queixa-se de dores														
CORPO (torso)														
1: corpo (tronco) calmo, à hora da refeição														
2: muda de posição ou torna-se agitado, ou o corpo arqueado ou rígido ou trémulo, ou o corpo endireitado verticalmente, ou o corpo amarrado														
MÃOS: tocar na ferida?														
1: não mover a mão na direção da ferida														
2: mover a mão para a frente ou tocar ou agarrar a ferida, ou mãos atadas														
PERNAS														
1: movimentos relaxados ou suaves														
2: torcer-se ou dar pontapés, ou pernas esticadas ou levantadas sobre o corpo, ou estar de pé ou agachado, ou pernas atadas														

<table>
<tr><td colspan="2">PONTUAÇÃO GERAL</td><td></td><td></td><td></td><td></td><td></td><td></td><td></td><td></td><td></td><td></td><td></td><td></td><td></td><td></td></tr>
</table>

Mc Grath el al : CHEOPS : uma escala comportamental para avaliar a dor pós-operatória em crianças. Avanços na Investigação e Terapia da Dor, vol9,1985 : 395-402
Tradução Pedialdol 2000

Escala de dor e desconforto para recém-nascidos (EDIN)
Desenvolvido e validado para recém-nascidos de termo e prematuros
Pode ser utilizado até 6 a 9 meses
Para medir um estado de dor prolongado (associado a doença, cirurgia ou repetição frequente de procedimentos invasivos)
Não é adequado para medir a dor aguda, como a causada por cuidados isolados
Pontuação de 0 a 15, limiar de tratamento 5

Data **Tempo**									
FACE	0Rosto relaxado 1Garras transitórias: franzir a testa / lábios franzidos / queixo franzido / queixo trémulo 2Frequentes, pronunciadas ou prolongadas **caretas** 3Assédio permanente ou rosto prostrado, gelado ou arroxeado								
CORPO	**0** Descontraído 1A Agitação transitória, frequentemente calma 2Agitação frequente, mas retorno à calma possível 3Agitação permanente, aperto das extremidades, rigidez dos membros ou capacidades motoras muito fracas e limitadas com um corpo rígido.								
DORMIR	**0** Adormece facilmente, sono prolongado, calma 1Adormece com dificuldade 2Acorda espontaneamente quando não está sob cuidados e frequentemente, sono agitado **3Não dormir**								
RELAÇÃO	0Anjos **sorridentes**, sorrindo de volta, ouvindo atentamente 1Apreensão transitória no momento do contacto **2** Difícil de **contactar**, grita ao menor estímulo **3 Recusa o** contacto, nenhuma relação possível. Uivar ou gemer sem o mínimo estímulo								
RECONFORTO	**0Não precisa** de ser animado 1Acalma-se rapidamente quando é acariciado, ouvido ou chupado **2Tem** dificuldade em acalmar-se **3** Inconsolável. Desesperado para sugar								
PONTUAÇÃO TOTAL									

54

DEBILON T, SGAGGERO B, ZUPAN V, TRES F, MAGNY JF, BOUGUIN MA, DEHAN M, Sémiologie de la douleur chez le prématuré. Arch Pediatr 1994, 1, 1085-1092
DEBILLON T., ZUPAN V, RAVAIMT N, MAGNY J.F, DEHAN M. Desenvolvimento e validação inicial da escala EDIN, um novo instrumento de avaliação da dor prolongada em bebés de termo.

Capítulo 19: Anestesia loco-regional: bloqueios do tronco

Qualquer que seja a técnica ALR utilizada, é essencial :

- Informar os pais sobre a técnica e os possíveis riscos
- Obter o consentimento do tutor da criança

Bloco I-Umbilical :

Indicações:

- Hérnia umbilical
- Hérnia da linha branca
- Estenose pilórica hipertrófica

Punção :

- Pontos de referência anatómicos: de dentro para fora, umbigo, linha branca externa (semi-lua), músculo reto abdominal e depois os músculos oblíquos abdominais externo, interno e transverso. Em profundidade, o peritoneu aparece como uma linha hiperecóica móvel, sendo facilmente observáveis os movimentos peristálticos do trato digestivo subjacente.
- É essencial ver o peritoneu e a ponta da agulha em tempo real durante a punção.
- Posição da sonda: transversalmente ao nível do umbigo, depois mobilizada lateralmente até se encontrar o limite do músculo reto.
- Punção "in-plane", latero-medialmente ou medio-lateralmente, de modo a posicionar a ponta da agulha na fáscia posterior do músculo reto.

Equipamento:

- Agulha de bisel curto (45°) 25 a 50mm 22-25G

- Ropivacaína 2mg/ml ou Bupivacaína 2,5mg/ml
- Dosagem: 0,1 a 0,2 ml/kg de cada lado

Indicações:

- Hérnia inguinal, hérnia do ovário
- Orquidopexia (+bloqueio podal).
- Laparotomia
- Apendicectomia
- Colheita de enxerto ilíaco
- Colostomia
- Nefrectomia
- Cirurgia abdominal de grande porte se a anestesia epidural for contra-indicada
- Traumatismo abdominal

Punção :

- Pontos de referência anatómicos: da superfície para a profundidade, encontramos o tecido subcutâneo e a gordura, depois os três músculos da parede abdominal. músculo oblíquo externo, músculo oblíquo interno e músculo transverso do abdómen.
- Atrás, o triângulo de Jean-Louis Petit e o músculo carré des lombes. Em profundidade, o peritoneu aparece como uma linha hiperecóica móvel, e os movimentos peristálticos do trato digestivo subjacente são facilmente observados.
- É essencial ver o peritoneu e a ponta da agulha em tempo real durante a punção.
- Posição da sonda: transversalmente entre a crista ilíaca e o rebordo costal inferior na linha médio-axilar lateralmente até à localização dos três

planos musculares. Recomenda-se uma punção muito posterior, próxima da extremidade do músculo transverso do abdómen.

- Punção "em plano" na direção ântero-posterior, atravessando os músculos oblíquo externo e interno para se posicionar ao nível da fáscia que separa o músculo oblíquo interno e o músculo transverso.

- A posição correcta da agulha na fáscia resulta numa lente biconvexa quando o anestésico local é injetado no espaço de difusão. Uma imagem heterogénea "turva" indica mais frequentemente uma injeção intramuscular.

Equipamento:

- Agulha de bisel curto (45°) 25 a 50mm 22-25G
- Ropivacaína 2mg/ml ou Levobupivaicaína 2,5mg/ml
- Dosagem: 0,2 a 0,4 ml/kg de cada lado.

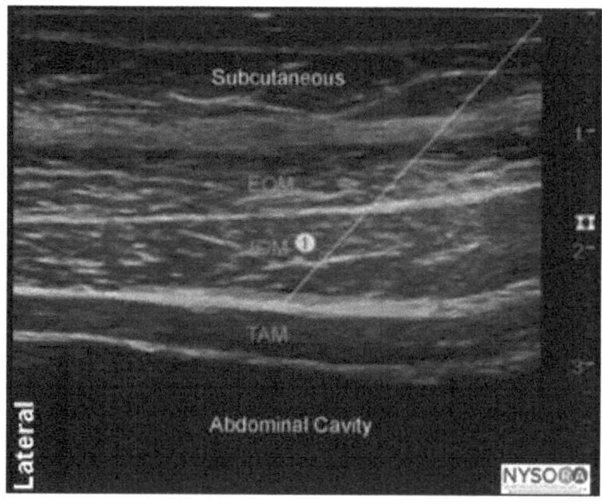

III-Bloqueio ilio-hipogástrico ilioinguinal

Trata-se de uma variante do TAP-bloc

Indicações: as do TAP-bloc

Punção :

- Pontos de referência anatómicos: os do bloco TAP

- É essencial ver o peritoneu e a ponta da agulha em tempo real durante a punção.
- Posição da sonda: a sonda é posicionada transversalmente em frente à espinha ilíaca antero-superior. Esta aparece como uma linha hiperecogénica. Os nervos ilioinguinal e iliohipogástrico são claramente visíveis imediatamente a seguir à espinha ilíaca ântero-posterior, entre os músculos oblíquo interno e externo.
- Nas crianças mais pequenas, os músculos oblíquos internos e externos nem sempre são diferenciados e apenas 2 planos musculares são identificados
- A extensão ao nervo femoral é possível e tem sido relatada como uma "complicação" da técnica.

Equipamento:
- Agulha de bisel curto (45°) 25 a 50mm 22-25G
- Ropivacaína 2mg/ml ou Levobupivaicaína 2,5mg/ml
- Dosagem: 0,2 a 0,4 ml/kg de cada lado.

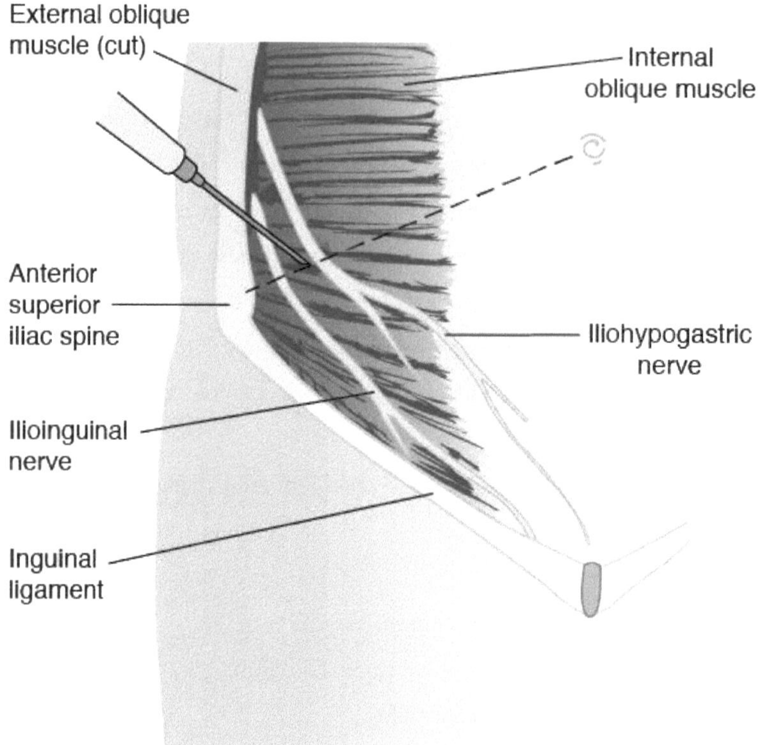

IV-Bloco Pudendal

Indicações:

- Cirurgia anal superficial, peri-anal e perineal
- Orquidopexia (+ bloqueio TAP)
- Hipospádia distal
- Plastia do prepúcio
- Meatoplastia
- Circuncisão

Punção :

- A utilização de neuroestimulação melhora o sucesso do bloqueio

- Posição do doente: supina, membros inferiores em posição de "rã".
- Pontos de referência anatómicos: palpação da tuberosidade isquiática
- Punção: a agulha é inserida perpendicularmente à pele, fora (0,5 a 1 cm) do ânus, e dirigida para o aspeto medial do ísquio, identificado por palpação. A aponeurose obturadora é atravessada e o espaço ísquio-rectal é penetrado se houver uma sensação de protrusão.
- Neuroestimulação: a resposta motora óptima procurada é a contração do esfíncter anal ("piscar de olhos anal").
- A injeção deve ser fácil (sem qualquer pressão)

Equipamento:
- Agulha de bisel curto (30-45°) 25 ou 50mm 24 ou 22G
- Ropivacaína 2mg/ml ou Levobupivaicaína 2,5mg/ml
- Dosagem: 0,1 ml/kg por lado.

Bloco V-Penileu

Indicações:
- Cirurgia do pénis (plastia do prepúcio, meatoplastia, circuncisão)
- Redução de uma parafimose
- Libertar um prepúcio preso

Punção :
- Contraindicação para produtos de adrenalina (vascularização terminal)
- Posição do doente: supina, membros inferiores em posição neutra
- Pontos de referência anatómicos: palpação da sínfise púbica
- Punção: a agulha é inserida perpendicularmente à pele, abaixo da sínfise púbica, 0,5-1 cm de cada lado de uma linha mediana que liga o púbis ao pénis. Uma sensação de pressão assinala a passagem da fáscia de Scarpa e a entrada no espaço sub-púbico. Uma ligeira tração sobre o pénis ajuda a tensionar a fáscia de Scarpa e a sentir melhor a protrusão.

-   A punção na linha média já não é recomendada devido ao risco de lesão da artéria dorsal do pénis.

-   Se a abordagem for demasiado baixa, existe o risco de punção intra-cavernosa (= punção intravenosa).

-   A injeção deve ser fácil (sem qualquer resistência)

Equipamento:

-   Agulha isolada com bisel curto (30-45°) 25 ou 50mm 24 ou 22G

-   Ropivacaína 2mg/ml ou Levobupivaïne 2,5mg/ml, ou Bupivacaína 2,5mg/ml

-   Dosagem: 0,1 ml/kg por lado (máx. 5 ml)

Capítulo 20: Anestesia loco-regional: bloqueios centrais

I-Anestesia caudal :

Indicações:

1. Cirurgia subdiafragmática

2. Cirurgia das regiões sacra e lombar

3. Cirurgia dos membros inferiores

Contra-indicações:

1. Reboco circular

2. Malformação anorrectal

Equipamento:

É utilizado um cateter VVP 20 ou 22G

Técnicas:

O doente está em decúbito lateral, com as coxas fletidas sobre o abdómen

É possível ver o triângulo equilátero entre as duas espinhas ilíacas póstero-superiores e o cóccix.

A punção é efectuada num ângulo de 60° entre os dois cornos sacrais.

Atravessamos a membrana sacrococcígea e podemos avançar um milímetro num ângulo de 15-20°.

É efectuado um teste com soro fisiológico

O anestésico local é injetado lentamente (dose de ensaio, se necessário) enquanto se monitoriza o ECG (alterações precoces da onda T) e os parâmetros hemodinâmicos.

Dosagem :

1. Ropivacaína 2mg/ml ou Bupivacaína 0,25

2. Adjuvante: clonidina 1 a 2 µg/kg

3. Dose de injeção = 1 ml/kg (=nível D8)

4. Dose máxima: 20ml

II-Raquianestesia :

Dosagem :

1-Especificidade da raquianestesia em bebés prematuros ou recém-nascidos :

- No recém-nascido, a medula espinal pára em L3 e o colo do útero em S4

- É inserido um cateter venoso periférico (EMLA)

- A mesa está na posição de proclive. Os cirurgiões são vestidos de forma estéril antes da punção.

- A criança é posicionada em decúbito lateral (se o sevoflurano estiver a ser administrado ao mesmo tempo) ou na posição sentada (quando uma boa contenção da criança é essencial para o sucesso do procedimento).

- A punção é efectuada em L3-L4 ou L4-L5

- O refluxo do líquido cefalorraquidiano é por vezes lento

- Retirar a agulha alguns segundos após o fim da injeção

- Deitar a criança, **nunca** elevando os membros inferiores

2-Raquianestesia em crianças :

- Frequentemente associada à anestesia geral

- Utilizado para a analgesia pós-operatória com a administração de morfina intra-tecal

- A anestesia espinal isolada pode não ser bem recebida pelas crianças ou adolescentes

Bupivacaína para anestesia espinal 5mg/ml

1,<3kg = 0,6-0,7ml

2,3-5kg = 0,8ml

3,5-10kg = 0,9ml

4,10-15kg = 1ml

5.>15kg=0,06ml/kg

Anestesia espinal com morfina:

A raquianestesia com morfina é uma excelente forma de analgesia pós-operatória. Proporciona ao doente um conforto excelente para as intervenções cirúrgicas muito graves (toracotomia, escoliose, cirurgia de tumores debilitantes). Infelizmente, tem a desvantagem de ser transitória e a sua remoção não pode ser prevista.

O efeito analgésico começa a partir da segunda hora após a injeção.

Por conseguinte, é efectuada antes da cirurgia, sob anestesia geral, em decúbito lateral.

A dose é geralmente de 5 a 8µg/kg.

Devem ser injectados 4 ml de solução, qualquer que seja a dose calculada.

A monitorização na sala de monitorização pós-intervenção é essencial

Dada a natureza imprevisível do levantamento desta raquianestesia com morfina, uma ACP de morfina é sistematicamente ligada ao doente na unidade de cuidados intensivos ou na unidade de cuidados intensivos antes do aparecimento de quaisquer sintomas dolorosos.

Capítulo 21: Aspectos cirúrgicos

Este capítulo trata de certas patologias cirúrgicas do bebé e do recém-nascido frequentemente encontradas no nosso serviço.

I-   Invaginação intestinal aguda :

Idade: 4 a 18 meses

Tríade: dor abdominal +/- choro incessante + vómitos + corrimento rectal

Diagnóstico: intussusceção por ultrassom

Tratamento: enema hidrossolúvel ou cirurgia sob AG

Pré-operatório :

- Estômago cheio

- VVP + SNG + infusão de 5ml/kg/h de Nakion

- Análises: Hemograma - PT - APTT - GS - HR

- Enema no serviço de rádio

- Encaminhamento imediato para o bloco operatório se o enema falhar

Per operatório :

- AG com intubação de sequência rápida (atropina antes da indução sistemática)

- Analgesia sistémica

- Operação curta com exceção da ressecção intestinal (cirurgia visceral de grande porte)

- TBA: ácido clavulânico - em caso de ressecção, adicionar Genta

Pós-operatório :

- Analgesia: perfalgan - tramadol (infusão) + Antibiótico durante 48 h

- Manter a sonda gástrica e a infusão durante 24 a 48 horas

- Monitorizar o balanço hídrico

- É possível pedir um hemograma + ionograma a 12-3

II- Cura da hipospádia ou circuncisão:

Para hipospádia anterior ou circuncisão :

- Anestesia inalatória + VVP

- Bloqueio do pénis ou do pudendo

- Ventilação I-Gel

- 30 a 40 minutos

Para o hipospádio médio e posterior

- Anestesia inalatória + VVP

- Bloco de cauda

- Ventilação I-Gel

- Atuar >60min

-Atenção: anotar a hora de aplicação do torniquete na folha de anestesia e informar o cirurgião após 45 minutos de aplicação do torniquete.

III-Refluxo vésico-ureteral: reimplante uretero-vesical

- Verificar a ECBU pré-operatória

- Posição supina

- Anestesia geral + anestesia caudal (morfina poupada)

- TBA: cefazol

- Duração: 1 a 2 horas

- Enchimento adequado para manter a diurese

- Monitorizar a ingestão de líquidos e a diurese

IV-Cura da ectopia testicular ou da hérnia inguinal :

- Indução por inalação (Sevo) + VVP

- Boc ilioinguinal

- Bloqueio caudal se a circuncisão for bilateral ou associada

- Ventilação I-Gel

- Intubação se a operação durar mais de 45 minutos

- Sem morfina se associada a ALR

- Se a ALR falhar, utilizar uma dose única de Rapifen (20µg/kg)

- Despertar na mesa e acompanhamento no bloco operatório se não houver
  UCI

Doença de V-Hirshprung: redução do colo-rectal :

- Avaliação pré-operatória com reserva de sangue

- AG com intubação e anestesia caudal++++.

- A criança é colocada na posição de cintura

- O primeiro passo é expor o reto sigmoide doente e o cólon saudável

  dilatado sobrejacente.

- **Princípio:** Ressecção total do segmento intestinal não inervado e redução

  do segmento saudável com uma anastomose cólo-sus-anal.

- **A fase "abdominal"** foi descrita acima - a zona sã foi identificada e o

  cólon foi seccionado a este nível - os vasos que se encontram ao nível do

  reto são electrocoagulados ao longo da progressão para a pelve menor - o

  reto é amplamente mobilizado até ao nível do esfíncter interno.

- **Na fase perineal 2ème** , o cirurgião posiciona-se ao pé do doente -

  dilatação do ânus + pontos separados para a eversão da mucosa - o reto-

  sigmoide é evertido e exteriorizado com uma pinça Kelly - incisão de

  1.incisão de 1,5 a 2 cm a partir da margem anal (frente) - introduz-se a

  pinça através do ânus e o assistente coloca aí a extremidade do cólon

  saudável - o cólon é descido sem tensão + sutura circular com pontos

  separados + o reto é cortado e enviado para estudo anatomopatológico.

- A anastomose é então reintegrada no canal anal através do corte das

  suturas de tração e o trato abdominal é fechado plano a plano.

Referências

1.   Constant I. Prática em anestesia pediátrica: discussão e perspetiva. MAPAR 2013.545-555.

2. DAHMANI S, Michelet D, Julien-Marsollier F.Anestesia pediátrica: cada vez mais segura?.SFAR - Le Congrès2018.

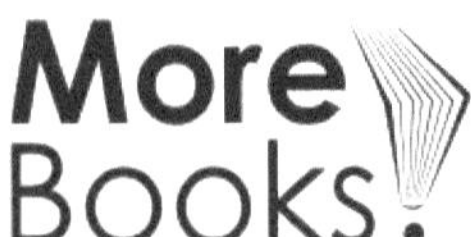

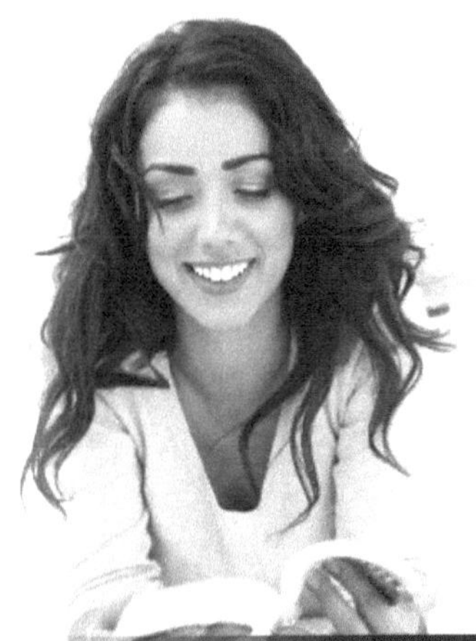

I want morebooks!

Buy your books fast and straightforward online - at one of world's fastest growing online book stores! Environmentally sound due to Print-on-Demand technologies.

Buy your books online at
www.morebooks.shop

Compre os seus livros mais rápido e diretamente na internet, em uma das livrarias on-line com o maior crescimento no mundo! Produção que protege o meio ambiente através das tecnologias de impressão sob demanda.

Compre os seus livros on-line em
www.morebooks.shop

info@omniscriptum.com
www.omniscriptum.com

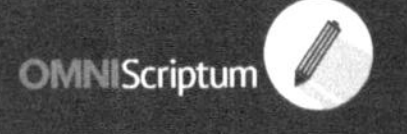

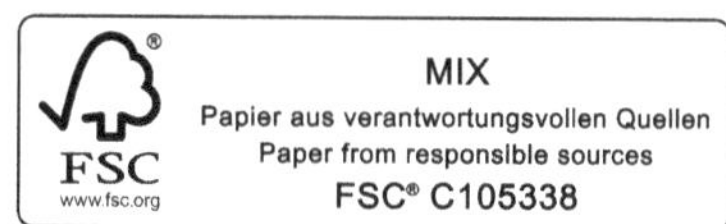

Printed by Books on Demand GmbH, Norderstedt / Germany